# Inhaltsverzeichnis

**Stoffwechsel beschleunigen
dauerhaft und schnell Fett
verbrennen und abnehmen
Stoffwechsel anregen,
Adipositas, Übergewicht
(Fett verbrennen an Bauch,
Beinen und Po)
inkl. Übungen und Rezepten**

# Einleitung

Viele Menschen möchten gerne ein paar lästige Pfunde loswerden oder zu ihrer Wunschfigur gelangen. Dies ist allerdings oft leichter gedacht als umgesetzt. Denn um dieses Ziel zu erreichen, muss man erst einmal verstehen, wieso man überhaupt zunimmt. Man muss sich mit dem Thema Fettverbrennung auseinander setzen und darf in diesem Zusammenhang auch den eigenen Stoffwechsel nicht vergessen. Denn dieser spielt bei der Fettverbrennung eine sehr große Rolle.

Natürlich lautet ein guter Rat zum Abnehmen in erster Linie, dass man Sport betreiben sollte. Am besten aktiv und am besten viel. Doch auch das ist leichter gesagt als getan. Vielen Menschen ist dies auf Grund ihrer eigenen Lebenssituation gar nicht oder nur schwer möglich. Vielleicht arbeitet man den ganzen Tag in einem Vollzeitjob in einem Büro und hat abends weder die Zeit noch die Lust seinen Feierabend noch mit anstrengenden sportlichen Aktivitäten zu verbringen. Oder man ist körperlich nicht in der Lage den Sport als Hilfsmittel zum Abnehmen nutzen zu können. In diesem Fall muss man sich aktiv mit dem eigenen Stoffwechsel auseinandersetzen. Es gibt Mittel und Wege, um diesen zu aktivieren.

Es gibt Lebensmittel, die man zu sich nehmen sollte, während man die Aufnahme anderer Lebensmittel am besten vermeiden sollte. Es gibt Kuren und Diäten welchen den Stoffwechsel anregen sollen und damit aktiv helfen die Fettverbrennung zu aktivieren und endlich den gewünschten Erfolg beim Abnehmen erzielen zu können, den man sich so sehnlich wünscht.

Genau diesen Thematiken widmen wird uns hier, um Menschen den wirklichen Erfolg haben möchten einen Einblick in die unterschiedlichen Vorgänge geben zu können, welche zur Gewichtszunahme oder auch Gewichtsabnahme führen können.

Viel Spaß beim Lesen und Ausprobieren

Ihr Team von der

Healthy Company

# Die Fettverbrennung im eigenen Körper

Wenn man den menschlichen Körper genauer betrachtet, wird man feststellen, dass sich dieser ständig in Bewegung befindet. Selbst wenn man schläft, finden innerhalb des Körpers viele wichtige Prozesse statt, die notwendig sind, damit der Körper auch immer funktionstüchtig bleiben kann. Ein wichtiger Prozess innerhalb des Körpers ist die Fettverbrennung. Sie findet ständig statt, ohne dass man es bewusst wahrnehmen würde. Denn der Körper benötigt für jeden dieser einzelnen Vorgänge immer Energie, um sie durchführen zu können. Die Fettverbrennung selbst ist ein Begriff der häufig fällt, wenn man von Diäten oder auch vom Sport spricht.

Die eigentliche Fettaufnahme ist für den Körper lebensnotwendig, auch wenn vielerorts die Meinung vertreten wird, es wäre ausreichend, wenn man einfach auf die Fette verzichten würde, um gezielt abnehmen zu können. Die Frage ist hierbei allerdings welche Menge Fett aufgenommen und welche Menge davon wieder verbrannt wird.

Wenn man mehr Fette zu sich nimmt, als der eigene Körper zur Energieherstellung benötigt, dann kommt es dazu, dass sich diese überschüssigen Fette in Form von Depots im menschlichen Körper anlagern.

Denn der menschliche Körper ist immer darauf bedacht für schlechte Zeiten Vorbereitungen zu treffen. Doch was genau ist nun die Fettverbrennung? Wie funktioniert sie? Dazu kommen wir jetzt.

## Wie funktioniert die Fettverbrennung?

Im eigentlichen Sinne ist die Fettverbrennung ein Prozess der auch chemisch beeinflusst wird. Genau genommen würde man diesen Vorgang auch als Fettsäureoxidation bezeichnen. Dabei reagieren die Fettsäuren mit dem Elektronenakzeptor. Dieser gibt im Anschluss daran, dann ein oder auch mehrere Elektronen ab. Diese Vorgänge sind notwendig, damit der menschliche Körper die Energie erhält um funktionieren zu können. Hierbei spielt aber auch die Fettverdauung eine wichtige Rolle um Energie gewinnen zu können. Bei diesem Prozess werden die Fettsäuren selbst in ihre einzelnen Bestandteile aufgespalten. Dies führt zu Energiegewinnung, welche dem Körper dann zur Verfügung gestellt werden kann.

Das Fett selbst kann vom Körper durch zwei verschiedene Quellen gewonnen werden. Entweder nutzt er das Fett, welches man mit der Nahrung zu sich nimmt oder aber er greift auf die Depots zurück, welche er sich bereits selbst angelegt hat.

Dabei beträgt der Brennwert von reinem Fett 9,3 kcal/g was 39 kJ/g entspricht. Man muss aber bedenken, dass unser Körperfett nie aus reinem Fett besteht. Nimmt man noch zusätzlich viele Kohlenhydrate zu sich, dann wird vom Körper Insulin produziert. Dieses sorgt dafür dass die Fettverbrennung bis zu sechs oder gar acht Stunden gehemmt wird. Demzufolge nimmt man am besten ab, wenn man am Abend auf zusätzliche Snacks oder Mahlzeiten verzichtet, damit man mit dem Schlaf zusammen diese Grenze überschreitet und die Fettverbrennung umgesetzt werden kann.

Die Fettzellen dienen in erster Linie dem menschlichen Körper dazu, dass er für schlechte Zeiten Energie ansparen kann. Dabei muss man bedenken, dass Lebensmittel mit einem hohen Kaloriengehalt hier auch wieder als Depots angelagert werden. Eine Fettzelle ist dabei in der Lage sich auszudehnen, bis auf das 200 Fache ihrer vorherigen Größe. Beim Sport oder anderen Tätigkeiten können diese Fettzellen dann entleert werden. Doch hierbei muss man bedenken, dass diese sich auch jederzeit wieder neu füllen können. Der Körper baut zwar die leeren Fettzellenhüllen ab, doch gleichzeitig schafft er auch wieder neue, damit er selbst wieder für schlechte Zeiten Vorsorge treffen kann.

# Was kann man tun um die Fettverbrennung zu aktivieren?

Die eigentliche Fettverbrennung besagt nichts anderes, als dass der Körper die Fette aus der Nahrung oder den eigenen Depots einsetzt um Energie zu gewinnen und somit seine Funktiontüchtigkeit zu erhalten. Eine gute Option, um die Fettverbrennung anzukurbeln ist definitiv Sport. Denn der Körper wird durch die erhöhte Bewegung regelrecht dazu gezwungen auch mehr Energie aufbringen zu können um seine natürlichen Funktionen trotz der Zusatzbelastung weiterhin aufrechterhalten zu können. Dafür muss er sich in den meisten Fällen dann auch an die eigenen Depots wenden um die Energie für sich selbst herstellen zu können. Doch Sport ist nicht die einzige Möglichkeit um die eigene Fettverbrennung ankurbeln zu können.

Auch die Nahrung spielt hierbei eine wichtige Rolle. Es gibt zum Beispiel Gewürze, die man gezielt einsetzen kann, um diesen Vorgang erzielen zu können. Diese Gewürze sorgen dafür, dass sich innerhalb des Körpers auch dessen Temperatur erhöht. Dazu zählen Ingwer, Chili oder auch Zimt. Der menschliche Körper ist allerdings so gestaltet, das er immer darum bemüht ist eine gleichbleibende Temperatur aufzuweisen. So wird er sich bei Temperaturerhöhungen darum bemühen, diese wieder abzusenken, wofür er wiederum Energie

benötigt.
Ebenso wird er bei kalten Getränken dafür sorgen,
dass diese auf die Körpertemperatur erhöht werden,
was auch Energieeinsatz erforderlich macht.

Wer sich mit dem Thema Fettverbrennung
auseinander setzt, muss sich auch Gedanken um die
eigene Ernährung oder vielmehr die
Zusammensetzung seines Speiseplanes machen.
Denn Fertiggerichte sind in diesem Zusammenhang
ein Tabu, während frisch gekochte Speisen mit viel
Obst und Gemüse sich ab jetzt auf dem Speiseplan
wiederfinden sollten. Man sollte auch auf Nikotin und
Alkohol verzichten, wenn man die Fettverbrennung
ankurbeln möchte, da diese leider die
Fettverbrennung zusätzlich hemmen.

# Der menschliche Stoffwechsel

Befasst man sich mit der Fettverbrennung, dann muss man hierbei auch zwangsläufig den menschlichen Stoffwechsel einmal näher betrachten. Denn beide Faktoren wirken sich gemeinsam auf das mögliche Abnehmen oder Zunehmen aus.

Jeder Mensch hat einen Stoffwechsel, den man je nachdem als guten oder auch als schlechten Stoffwechsel bezeichnen könnte. Dabei muss man zunächst einmal wissen, dass der Stoffwechsel nicht das Geringste mit dem Verdauen von Nahrung zu tun hat. Vielmehr bezeichnet dieses Wort alle Vorgänge die lebenswichtig im Körper stattfinden. Gerne wird der Stoffwechsel auch als Metabolismus bezeichnet. Im Prinzip werden alle biochemischen Vorgänge, welche im Körper stattfinden, also auch als Stoffwechsel bezeichnet. Beim Stoffwechsel werden die Bestandteile, welche man aus der Nahrung zu sich nimmt, in den Zellen sozusagen verstoffwechselt. Das bedeutet sie werden abgebaut, umgebaut oder der Körper baut sie zu neuen Produkten um.

Der menschliche Körper ist so konzipiert, dass er in der Lage ist, sich schon selbst zu versorgen. Er entnimmt der Nahrung, die man täglich zu sich nimmt, alle wichtigen Stoffe. Dazu zählen nicht nur Eiweiße, Fette und Kohlenhydrate, sondern auch Mineralstoffe, Spurenelemente oder auch Vitamine.

Diese nutzt der Körper entweder sofort, oder er speichert sie als Reserven ab, um sie später einsetzen zu können. Der Stoffwechsel ist dringend notwendig, damit alle lebenswichtigen Funktionen innerhalb des Körpers erhalten werden können. Diese können nur durch den Stoffwechsel auch ordnungsgemäß durchgeführt werden. Der Stoffwechsel selbst wird dabei erheblich von Enzymen und Hormonen beeinflusst, die diese Vorgänge in die Wege leiten oder mit steuern.

Innerhalb des Stoffwechsels müssen verschiedene Vorgänge durchgeführt werden. Zunächst muss dem Körper Nahrung zugeführt werden. Diese wird dann sehr wohl erst einmal durch die Verdauung in Einzelteile zerlegt. Dazu zählt, dass im Magen- Darm- Trakt zum Beispiel die Kohlenhydrate in Einfachzucker zerlegt werden. Aus Fetten werden Fettsäuren und Glycerin gespalten, während aus Eiweißen Aminosäuren gewonnen werden. Denn der Darm ist nur in der Lage Nahrung auch resorbieren zu können, wenn diese in ihre Einzelteile zerlegt worden ist.

Dementsprechend wird die Nahrung erst einmal in ihre kleinsten Bestandteile aufgespalten, damit sie überhaupt erst vom Darm aufgenommen und in das Blut überführt werden kann. Ab dann spielt der Blutkreislauf eine sehr große Rolle, denn über ihn werden die Einzelteile als Verteilungsmedium überhaupt erst zu den Organen und den Zellen gebracht.

Von Verstoffwechselung spricht man dann, wenn die Verdauung abgeschlossen worden ist und der Transport über das Blut in die Zellen begonnen hat. Hierbei muss man zwischen verschiedenen Stoffwechseltypen unterscheiden, bei denen auch unterschiedliche Prozesse stattfinden.

# Die unterschiedlichen Stoffwechselarten

## Der Fettstoffwechsel

Um Energie zu gewinnen oder auch Energie speichern zu können, benötigt der menschliche Körper Fette. Sie sind in der Tat der wichtigste Energiespeicher über welchen der Körper verfügen kann und werden gerne auch in Depots anlegt. Fett wird vom Körper benötigt, wenn er Botenstoffe oder auch Hormone benötigt. Allerdings wird alles, was der Körper nicht direkt braucht zum Leidwesen vieler Menschen dann für schlechte Zeiten gespart und angelegt.

## Der Eiweißstoffwechsel

Den Eiweißstoffwechsel bezeichnet man auch als Aminosäurenstoffwechsel. Denn durch den Vorgang der Verdauung werden Eiweiße in Aminosäuren zerlegt. Diese werden dann über die Blutbahnen zu den Zellen geführt. Die Aminosäuren benötigt der Körper, um Muskeln aufbauen zu können oder auch um Hormone und Enzyme einsetzen zu können.

## Der Kohlenhydratstoffwechsel

Findet die Verdauung statt, dann werden die
Kohlenhydrate in Einfachzucker umgewandelt, die
man als Glukose bezeichnet. Diese einzelnen
Moleküle gelangen dann auch über die Blutbahn zu
den Zellen. Hier findet dann der eigentliche
Stoffwechselprozess bei der Glukose statt. Der Körper
ist in der Lage aus dem Einfachzucker Energie zu
gewinnen, welche in den Zellen direkt eingesetzt wird.

Ebenso wichtig ist es, dass der Einfachzucker dann in
der Muskulatur und der Leber wieder zu
Stärkemolekülen zusammengesetzt werden kann. Die
Kohlenhydrate haben allerdings noch eine
Besonderheit. Immer wenn sie verarbeitet werden,
dann wird vom Körper auch Insulin ausgeschüttet.
Dieses verhindert allerdings dann die
Fettverbrennung. Dies ist ein Grund dafür, dass man
immer auf ausreichenden Schlaf achten sollte, damit
der Prozess der Insulinausschüttung gestoppt werden
kann und die eigentliche Fettverbrennung beginnt.

## Der Mineralstoffwechsel

Beim Mineralstoffwechsel werden die
unterschiedlichen Mineralstoffe, welche man mit der
Nahrung aufgenommen hat, wie zum Beispiel
Phosphor oder auch Kalzium für den Knochenaufbau
eingesetzt und bereitgestellt.

Ebenso sind manche Mineralstoffe sehr wichtig, damit
die Muskelarbeit überhaupt erst stattfinden kann.

Im Zusammenhang mit dem Stoffwechsel sind
allerdings noch zwei weitere Faktoren zu
berücksichtigen. Diese sind der Anabolismus und der
Katabolismus. Diese beiden Prozesse gehören mit
zum Metabolismus, also zum Stoffwechsel.

## Der Katabolismus

Man spricht von Katabolismus, wenn der Abbau von
Stoffwechselprodukten dazu eingesetzt wird um
Energie für den Körper zu gewinnen und bereit zu
stellen. Der Körper lagert die einzelnen Bestandteile
hierbei in Depots ein und greift darauf zurück, wenn
seine Ressourcen aufgebraucht worden sind.

## Der Anabolismus

Der Anabolismus hingegen bezeichnet den Vorgang,
wenn Stoffe aufgebaut werden. Dies ist zum Beispiel
der Fall, wenn Kohlenhydrate zunächst in
Einzelzucker zerlegt werden um danach in der Leber
wieder zu Stärke zusammengebaut zu werden. Den
Begriff Anabolismus hört man auch oft im
Zusammenhang mit Muskelaufbau, weil hier Eiweiße
als Baustoffe eingesetzt werden.

Zur Verdeutlichung dieser Vorgänge lässt sich ein ganz einfaches Beispiel anhand der Kohlenhydrate verwenden. Betrachtet man den anabolen Stoffwechsel, dann werden hierbei zunächst die Kohlehydrate aufgespalten und dann in der Leber und der Muskulatur wieder zu Stärke zusammengefügt. Beginnt nun der katabole Stoffwechsel, dann baut der Körper, wenn es notwendig ist, diese Stärke wieder ab, zerlegt sie in ihre Einzelteile und kann sie dann gezielt einsetzen.

# Faktoren, die den Stoffwechsel beeinflussen

Möchte man Abnehmen, dann muss man erst einmal die Fakten betrachten, dass der Stoffwechsel und das Gewicht eines Menschen in einem direkten Zusammenhang zu sehen sind. Menschen, die einen aktiven Stoffwechsel besitzen, denen fällt es in der Tat auch leichter abzunehmen, als Menschen mit einem eher nicht so aktiven Stoffwechsel. Dabei kann es unterschiedliche Faktoren geben, die darüber mitentscheiden, ob ein Stoffwechsel aktiv ist. Diese lassen sich auch von den Menschen selbst beeinflussen. Faktoren wie das Geschlecht oder das Alter lassen sich nicht direkt beeinflussen. Andere Faktoren, wie die Ernährung kann man allerdings gezielt einsetzen, um den Stoffwechsel verändern zu können.

Der eigentliche Stoffwechsel spielt eine große Rolle, wenn es um das Gewicht eines Menschen geht. Wenn der Stoffwechsel eines Menschen eher als träge anzusehen ist, dann nimmt dieser Mensch leichter zu. Er wird auch mehr Probleme damit haben, wenn er abnehmen möchte. Wenn man allerdings über einen aktiven Stoffwechsel verfügt, dann findet man oft Menschen vor, die recht dünn sind und weniger schnell zunehmen.

Sollten Menschen einen trägeren Stoffwechsel aufweisen, dann kann das unterschiedliche Ursachen haben. Man sagt wenn man älter wird, nimmt man auch zu. Das stimmt insoweit auch, denn der Stoffwechsel des jungen Menschen ist deutlich aktiver als der des älteren Menschen. Gleichzeitig spielt aber auch das Geschlecht hierbei eine wichtige Rolle. Männer genießen den Vorteil, dass sie oft mehr Muskelmasse als Frauen aufweisen, die dann auch ständig mit Energie versorgt werden muss, was durch die Fettverbrennung mit gewährleistet wird.

Man muss an dieser Stelle auch die Faktoren berücksichtigen, welche sich negativ auf den Stoffwechsel auswirken. Dazu gehört eine ungesunde Ernährung oder gar gesundheitliche Problematiken. Leidet man zum Beispiel an einer Schildrüsenunterfunktion, dann kann auch dies dazu führen, dass der Stoffwechsel verlangsamt wird.

# Alltagstaugliche Übungen, um den Stoffwechsel anzukurbeln

Wenn man nun unter einem trägen Stoffwechsel leidet, muss man sich nicht einfach mit dieser Tatsache abfinden und darunter leiden, dass man zunimmt. Man kann aktiv etwas unternehmen, um diese Tatsachen zu verändern und dennoch zu einem Erfolg beim Abnehmen kommen zu können. Ein gutes Mittel um den Stoffwechsel anzukurbeln ist und bleibt Sport. Dabei muss man unter diesem Begriff nicht einmal Leistungssport verstehen. Denn oftmals tätigt man über den Tag gesehen unterschiedliche Vorgänge, die auch dabei helfen den Stoffwechsel anregen zu können.

Hierzu zählt zum Beispiel die tägliche Hausarbeit oder auch Gartenarbeiten. Möchte man den Stoffwechsel aktiv ankurbeln muss man sich nicht sofort im nächsten Fitnessstudio anmelden, sondern es kann bereits hilfreich sein, wenn man sich jeden Tag eine aktive Tätigkeit im Haushalt oder Garten vornimmt die man durchführt. Hierzu könnten zum Beispiel das Aufräumen von Keller, Speicher oder auch der Garage gehören.

Hat man einen Hund in seinem eigenen Haushalt, dann sollte man sich vielleicht mehrfach am Tag die Zeit wirklich nehmen, um mit diesem ausgedehnte Spaziergänge zu unternehmen.

Dies kurbelt sowohl den Stoffwechsel an und erfreut
das Haustier sicherlich auch.

Bewegung ist jedem möglich, nur vielleicht nicht in
dem Ausmaß den man sich selbst wünschen würde.
Doch auch kleine Etappenziele können zum Erfolg
führen, wenn man sich nur nicht entmutigen lässt,
sondern auch bereit ist kleine Erfolge zu nutzen, um
seinem eigenen Ziel näher kommen zu können.

# Weitere Tipps und Ideen für ein Work-out zu Hause

Wenn das Wetter einmal nicht mitspielt, Radfahren oder Laufen ins Wasser fällt oder andere schlechte Umstände auftreten und Sie Ihren Ausdauersport trotzdem absolvieren wollen, können Sie durchaus auch ohne Fitnessstudio Sport treiben. Auch ohne Geräte – es hat nicht jeder Platz und Geld übrig für Laufband oder Ergometer – können Sie also zu Ihren Fitnesseinheiten kommen.

- einfaches Gehen auf der Stelle: Damit einem das nicht zu fade wird, am besten den Fernseher anstellen oder peppige Musik hören
- Treppensteigen: es gibt bestimmt in jedem Haus einige Treppenstufen, die man nutzen kann. Bereits eine einzige Stufe genügt oder man nutzt einen stabilen niedrigen Hocker, um diesen als Stepper zu nutzen
- Springseil benutzen: ein solches Seil ist nicht teuer und braucht nicht viel Platz. Mit dem Springseil hat man eine hocheffektive Ausdauersportart
- Aerobische Übungen durchführen: hier gibt es die unterschiedlichsten Übungen,

die langsam und richtig ausgeübt auch
viel zur Fettverbrennung beisteuern.

Hier werden einige Übungen für zu Hause ausführlich
beschrieben:

Nachdem Sie sich etwas mit dem Laufen auf der
Stelle warmgemacht haben, sind Ihre Muskeln bereit
für den nächsten Schritt. Machen Sie die Übungen
langsam und gewissenhaft, überfordern Sie Ihren
Körper nicht! Schließlich wollen Sie sich etwas Gutes
tun, Spaß an der Sache finden und nicht schon bald
kapitulieren.

Kniebeugen im Ausfallschritt: Stellen Sie sich in die
Ausfallschrittstellung, das heißt der linke Fuß ist vor
dem rechten. Aber so, dass Sie noch das
Gleichgewicht problemlos halten können.
Verschränken Sie nun beide Hände hinter Ihrem Kopf
und halten Sie den Oberkörper gerade! Senken Sie
Ihren Körper soweit herunter, wie Sie es können.
Profis kommen mit dem hinteren linken Knie fast auf
den Boden. Aber bitte nicht übertreiben – lieber auf
die richtige Haltung achten als alles erzwingen zu
wollen.

Breite Liegestütze: Legen Sie sich mit dem Bauch auf
den Boden und gehen Sie in Liegestützposition, aber
nehmen Sie die Hände weiter auseinander, wie bei
der normalen Liegestütze. Stemmen Sie nun Ihren
Oberkörper hoch und halten Sie die Position kurz. Nun
Oberkörper wieder absenken. Seien Sie nicht

enttäuscht, wenn Sie die Liegestütz-Übung nicht
schaffen.

Vielleicht klappt diese Übung, wenn Sie sie auf den
Knien ausüben. Es ist kein Sport-Meister vom Himmel
gefallen!

Crossover Crunches: Legen Sie sich auf den Rücken,
Beine ausgestreckt und die Hände hinter dem Kopf
verschränken. Jetzt das rechte Knie beugen und mit
dem Oberkörper hochkommen, mit dem linken
Ellbogen Richtung rechtes Knie bringen. Oberkörper
wieder langsam ablegen. Nun andersherum, also
linkes Knie beugen und rechten Ellbogen Richtung
Knie bringen.

Brücke: Legen Sie sich auf den Rücken, winkeln Sie
die Knie an, stellen Sie die Füße etwa hüftbreit auf.
Die Schultern fest auf dem Boden lassen. Nun mit den
Beinen den Unterkörper hochstemmen und den Po
anspannen. Diese Position ein paar Sekunden halten,
Po wieder absenken, aber nicht auf dem Boden
ablegen! Von vorne mit der Übung beginnen.

Rumplift: Legen Sie sich auf den Bauch und spannen
Sie den Po an. Nun den Oberkörper und die Beine
anheben, die Handflächen leicht nach außen drehen.
Den Blick lassen Sie auf den Boden gerichtet. Halten
Sie diese Position ein paar Sekunden lang. Langsam
Beine und Oberkörper wieder ablegen und von

Neuem beginnen.

Noch einmal zu erwähnen: Wer aktiv ist, verbraucht auch im Ruhezustand mehr Energie (=Fett)!

Es lohnt sich also doppelt für Sie, mehr Aktivität in Ihren Alltag einzubauen.

# Fett verbrennen

Nicht gleich zu viel vom Körper verlangen! Studien zufolge wird während des Ausdauersports dann am meisten Fett abgebaut, wenn mit Bedacht trainiert wird. Also nicht total auspowern, sodass Sie zum Beispiel beim Joggen nur schnaufend durch die Gegend rennen. Lieber so laufen, dass Sie sich auch noch unterhalten könnten.

Da Ausdauersportarten so gut für die Fettverbrennung sind und auch nicht so anstrengend gestaltet werden sollten, wie es z. B. Kraft- und Konditionstraining sind, ist die Regeneration des Körpers binnen 24 Stunden abgeschlossen. Somit können Sie mit ruhigem Gewissen jeden Tag trainieren, ohne Ihrem Körper zu schaden. Experten empfehlen mindestens drei Mal die Woche für eine halbe Stunde die Sporteinheiten zu absolvieren.

Aus medizinischer Sicht, sodass neben der Fettverbrennung auch das Herz-Kreislauf-System gestärkt wird, sollte aber vier bis fünfmal die Woche eine halbe Stunde Sport eingeplant werden. Nur dann ist eine Fettverbrennung auch gewährleistet. Dies können Sie aber durch bereits erwähnte tägliche Aktivitäten bestimmt in den Alltag integrieren. Lassen Sie beispielsweise für kleinere Besorgungen das Auto stehen und laufen Sie oder fahren mit dem Rad stattdessen.

# Die besten 7 Ausdauersportarten und besten Fettburner

- Schwimmen

- Kickboxen

- Spinning

- Seilspringen

- Aerobic

- Walking

- Joggen

- Radfahren

Schwimmen und Walken für Menschen mit größerem Übergewicht wegen der geringen Belastung der Gelenke noch am Geeignetsten sind, um den Körper in eine bessere Verfassung zu bringen. Und bitte denken Sie daran: Die Fettverbrennung verbessert sich durch regelmäßiges Ausdauertraining, aber nur, wenn der Körper nicht überlastet wird!

Ist der Körper einmal gut trainiert, verbraucht er auch ohne sportliche Aktivität Fett. Egal für was Sie sich entscheiden; es sollte Ihnen Spaß machen.

Denn fehlen der Spaß und die Freude beim Training, dauert es sicher nicht lange, bis man kapituliert. Aber es ist erst Mal egal, was Sie machen, die Hauptsache, sie machen überhaupt etwas. Die Lust auf Bewegung stellt sich meistens nach einer Zeit von alleine ein und Sie können sich ein Leben ohne Sport gar nicht mehr vorstellen.

Beim Schwimmen werden so gut wie alle Muskelgruppen beansprucht. Wechseln Sie doch die Schwimmstile ab, also mal Rückenschwimmen und dann wieder Brustschwimmen. Somit „erwischen" Sie alle Muskeln. Neben der eigentlichen Schwimmbewegung helfen fast alle Muskeln mit, die Stabilisierung der Schwimmlage einzuhalten. Und nebenbei muss der Körper arbeiten, damit die normale Körpertemperatur eingehalten wird. Ist das Wasser unter 26°C kalt, wird dabei eine beachtliche Menge an Energie aufgebraucht. Somit wird also auch Fett verbrannt. Um einen wirklichen Fettverbrennungseffekt zu erzielen, sollten die Schwimmeinheiten eine Zeit von 30 bis 45 Minuten nicht unterschreiten.

Praktizieren Sie während des Bahnen Ziehens ein Intervalltraining, das heißt schwimmen Sie nicht immer in demselben Tempo, sondern steigern sie die Schwimmgeschwindigkeit ab und zu einmal und machen dann wieder langsam. So in Intervallen geschwommen verbrauchen Sie gleich noch mal mehr Energie!

Wenn Sie Radfahren als Ausdauersport wählen, sollten Sie auch darauf achten, sich nicht zu überanstrengen. Wie beim Joggen oder Walken auch, ist es besser, auf eine Belastung zu achten, bei der man sich noch leicht unterhalten könnte. Aber wie oben beim Schwimmen erwähnt, ist es auch bei beiden Arten des Trainierens ratsam, nicht immer mit derselben Geschwindigkeit zu gehen bzw. zu laufen. Gehen oder laufen Sie einige Abschnitte auch mal schneller und dann wieder langsamer. Müssen Sie bergauf gehen/laufen, stellen Sie Ihre Muskeln auch auf neue Herausforderungen ein.

Wenn Sie beim Joggen statt langweilige geteerte Wege einmal über holprige Waldwege joggen und auch mal über ein Hindernis springen müssen, beanspruchen Sie noch mehr Ihre Muskeln und das Laufen ist nicht so eintönig.

Falls Sie gerne Kickboxen oder Aerobic in Erwägung ziehen, dann habe Sie einerseits auch neben dem Konditionstraining das Training der Koordination und dessen, das der gesamt Körper trainiert wird. Nicht nur die Füße zb.

Es gibt sogar eine Sportart aus beiden – die heißt dann Kickbox-Aerobic □. Hier treffen Elemente des Kampfsportes und die Basics des Aerobics aufeinander. Ein Powerworkout zur Verbesserung der allgemeinen Kondition im Takt der Musik.

Durch „Kickbox-Aerobic" wird eine Verbindung von Fitnesssports mit klassischem Kräftigungsübungen geschaffen, um auch im Bereich Kraft- und Kraftausdauer Schwerpunkte zu setzten.

# Die Ernährung als wichtiger Faktor beim Stoffwechsel

Möchte man seinen eigenen Stoffwechsel in Schwung bringen, dann sollte man zunächst einmal darauf vollkommen verzichten zu üppige oder gar schwere Mahlzeiten zu sich nehmen. Man sollte aber auch nicht zu wenige Kalorien zu sich nehmen. Denn in diesem Fall wird man schnell den befürchteten Jojo-Effekt zu spüren bekommen. Dieser Begriff ist oft zu vernehmen, wenn es um das Thema Diät geht. Und es ist eine denkbar einfache Erklärung dafür vorhanden. Sobald man mit einer Diät beginnt, muss der Körper sozusagen umdenken. Er bemerkt sehr wohl, dass schlechte Zeiten angebrochen sind, in denen er auf seine eigenen Reserven zurückgreifen muss. Isst man dann nach der Diät wieder normal, dann hat der Körper diesen Zustand nicht vergessen, sondern wird alles unternehmen, um für die nächsten schlechten Zeiten gerüstet zu sein. Dazu zählt auch das Anlegen von Depots für den Ernstfall.

Nimmt man nun Speisen zu sich, dann sollte man sich angewöhnen lieber mehrere kleinere Speisen zu sich zu nehmen, als große Mahlzeiten. Es kann hierbei auch sehr hilfreich sein, wenn man einfach eine andere Tellergröße verwendet. Damit trickst man das Gehirn sozusagen aus. Denn dieses nimmt die Speisen auf einem kleineren Teller immer noch als ganze Mahlzeit wahr.

Einen größeren Teller befüllt man automatisch mehr und wenn dieser nicht befüllt ist, nimmt das Gehirn diesen Zustand ebenfalls wahr. Bei den Snacks, welche man über den Tag verteilt zu sich nimmt, sollte man auch immer wieder auf Obst und Gemüse zurückgreifen, um dem Körper nicht zu viele Kohlenhydrate oder gar Fette zu zuführen.

Diese zusätzlichen Tricks kann man nutzen um den Stoffwechsel anzukurbeln:

- es erweist sich als hilfreich, wenn man vor dem Essen, sogar bereits vor dem Frühstück ein Glas heißes oder warmes Wasser trinkt. Dieses kann man mit Zitrone, Apfelessig oder auch Ingwer versehen. Damit mindert man das eigentliche Hungergefühl und regt gleichzeitig schon seine Darmtätigkeit an und die Zitrone macht das ganze Getränk noch dazu basisch. Für einen aktiven Stoffwechsel ist auch darauf zu achten, dass man am Tag mindestens zwei bis sogar drei Liter Flüssigkeit zu sich nimmt. Dabei sollte es sich um Tees oder Wasser handeln. Von Softgetränken oder auch gesüßten Fruchtsäften ist abzuraten, da durch die Kohlenhydrataufnahme wieder Insulin ausgeschüttet wird, was dann wiederum die Fettverbrennung verhindert.

- Ebenso wichtig ist es, dass man bei der eigentlichen Nahrungsaufnahme darauf achtet, dass man Lebensmittel mit einer hohen Nährstoffdichte zu sich nimmt. Das bedeutet im Grunde genommen, dass man auf Lebensmittel zurückgreift, die wenig Kalorien aber viele Nährstoffe besitzen. Dabei kann es sich um Obst, Gemüse oder auch fettarmen Fisch oder Fleisch handeln.Eine ballaststoffreiche Ernährung ist für einen guten Stoffwechsel zu bevorzugen. Ballaststoffe besitzen den Vorteil, dass sie den Magen füllen, weil sie darin aufquellen und damit auch das Hungergefühl senken.
- Man sollte in jedem Fall auch auf eine ausreichende Zufuhr von Vitamin C achten. Um das zu erreichen hilft es, wenn man über den Tag verteilt zum Beispiel Obst zu sich nimmt, welches Vitamin C enthält. Dazu zählen Erdbeeren, Kiwi, Orangen, Zitronen oder auch Äpfel. Isst man lieber Gemüse statt Obst, sollte man beherzt zu Paprika, Spinat und Broccoli greifen.

# Lebensmittel, die den Stoffwechsel anregen und in den Ernährungsplan gehören sollten:

### 1. Äpfel und Birnen

Der Apfel als Nahrungsmittel bietet eine Menge Vorteile. Zu einen bildet er Basen die in der Lage sind, Säuren die sich bereits im Körper befinden, zu neutralisieren. Zum anderen bietet er das wichtige Vitamin C. Äpfel kann man entweder in frischer Form, oder auch als Dörrobst zu sich nehmen. In beiden Früchten steckt neben vieler Vitaminen und Mineralstoffen eine Menge Pektin. Pektin ist ein Ballaststoff, also ein schwer verdauliches Kohlenhydrat, welches Fettsäuren und Giftstoffe an sich bindet. Es macht extrem satt und sorgt nebenbei im Darm für ein gutes Mikroklima, wodurch auch Verdauungsstörungen verbessert werden.

### 2. Avocado

Die Avocado besitzt viele Ballaststoffe, sowohl in löslicher als auch in unlöslicher Form. Zudem enthält sie viele gesunde Fette, Mineralstoffe und auch Eiweiße. Die Avocado gehört zu den Obstsorten, genauer zur Familie der Beeren und gilt auch als Superfood.

In ihr steckt neben jeder Menge Vitalstoffen auch der Wirkstoff Mannoheptulose, welches die Insulinausschüttung hemmt. Da zu viel Insulin Heißhungerattacken nach sich ziehen, schadet es nicht, die Avocado ab und zu auf dem Speisezettel stehen zu haben.

### 3. Blaubeere

Beeren im Allgemeinen sind recht kalorienarm und dennoch sehr schmackhaft. Die enthalten zudem auch viele gesunde Pflanzenzellen. Diesen sagt man sogar nach, dass sie in der Lage sind Tumorzellen zu bremsen.

### 4. Blumenkohl und Brokkoli

Wenn man Blumenkohl und/oder Brokkoli auf seinen Speiseplan setzt, dann sollte man beim Garprozess darauf achten, dass dieser auch noch wirklich bissfest ist. Denn dadurch wird vermieden, dass man wichtige Vitamine verliert - davon und von den Mineralstoffen haben diese Gemüsearten sehr, sehr viel. Blumenkohl und Brokkoli sind gesund, lecker, machen satt und gehören mit nur 25 Kalorien pro 100 Gramm zu den Leichtgewichten unter den Lebensmitteln. Die große Menge an Ballaststoffen machen Blumenkohl und Brokkoli zu einem perfekten Diät-Unterstützern - wenn man ihn richtig anwendet.

## 5.  Chili

Der Chili ist ein wahres Wundermittel. Chili enthält
einen Stoff, den man als Capsaicin bezeichnet. Dieser
sorgt dafür, dass der Stoffwechsel richtig angekurbelt
werden kann. Es reicht dazu schon vollkommen aus,
wenn man nur eine Prise Chili an seine Speisen gibt,
um diesen Vorgang erzielen zu können.

## 6.  Grüner Tee

Tee ist nicht gleich Tee. Im Grunde genommen
bezeichnet man auch nur schwarzen Tee oder grünen
Tee als echten Tee. Pfefferminztees oder Früchtetees
sind streng genommen nur teeähnliche Erzeugnisse.
Der grüne Tee allerdings ist ein wahres Wundermittel.
Er ist in der Lage den Blutzuckerspiegel zu senken
und regt zudem auch noch den Stoffwechsel an. Die
Gerbsäuren im Tee verringern die Aufnahme von Fett
in der Leber. Ebenso werden die Zellen durch diese
Teesorte besonders gewärmt, wodurch der
Kalorienverbrauch steigt. Da grüner Tee so gut wie
keine Kalorien hat, lässt er sich prima in Ihren
Ernährungsplan für Fettverbrennung und guten
Stoffwechsel einbauen. Nebeneffekt: Seine bitteren
Gerbstoffe hemmen die Lust auf Süßes.

## 7.  Eier

Mittlerweile ist es ja klinisch widerlegt, dass Eier den
Cholesterinspiegel heben. Somit können Sie ohne
Bedenken ein Ei pro Tag essen. Da ein Ei sehr
proteinreich ist, hilft es Muskeln aufzubauen. Und
mehr Muskeln verbrauchen mehr körpereigenes Fett.

### 8. Erdbeere

Erdbeeren besitzen den Vorteil, dass sie reich an Vitamin C sind. Zudem können sie, wenn man sie zwischendurch zu sich nimmt auch das Hungergefühl senken.

### 9. Spinat

Nimmt man Spinat zu sich dann nimmt man gleichzeitig auch wertvolle Ballaststoffe zu auf, die den Magen füllen und das Hungergefühl senken. Gleichzeitig wird der Stoffwechsel angeregt.

### 10. Ingwer

Ingwer ist in vielen Ländern als Gewürz- und auch Heilpflanze sehr bekannt. Gleichzeitig dient Ingwer aber auch dazu, den Stoffwechsel in Gang zu bringen. Hierzu kann man ihn frisch gemahlen in die eigenen Speisen geben oder auch Tee zu sich nehmen.

### 11. Dunkle Schokolade

Schokolade ist nicht immer schädlich, sondern kann ausgesprochen gesund sein. Dies gilt aber nur für die dunkle Schokolade, die einen Kakaoanteil von 70 Prozent aufweist. Diese besitzt nur wenig Zucker, ist auch herber im Geschmack und besitzt Koffein. Dunkle Schokolade macht die Menschen nicht nur glücklich sondern sie regt sogar noch den Stoffwechsel an.

## 12. Kaffee

Kaffee gehört für viele Menschen nicht nur zum festen morgendlichen Ritual. Der Kaffee kann gezielt als Appetitzügler wirken. Allerdings sollte man für einen wirklich positiven Effekt dann auch auf die Milch und den Zucker darin verzichten. Ebenso gehören Cappuccino und die Latte nicht zu den Kaffeespezialitäten, welche zu empfehlen wären, da diese wahre Kalorienbomben sind.

## 13. Kartoffel

Die Kartoffel hat den angenehmen Effekt, dass sie dem Körper dabei helfen kann zu entsäuern. Gleichzeitig bietet sie den Vorteil, dass man sie auf unterschiedlichste Arten und Weisen zubereiten kann und damit dem eigenen Ernährungsplan etwas Vielfalt verleihen kann. Von Pommes frites ist natürlich abzusehen.

## 14. Kichererbsen

Auch Kichererbsen sind ballaststoffhaltig und da sie zu den Hülsenfrüchten zählen, enthalten sich auch viel Vitamin B6, welches sich so gut für den Stoffwechsel macht. Zu Hummus verarbeitet können Sie getrost zwei Mal die Woche einen leckeren Brotaufstrich oder Dip aus Kichererbsen genießen.

### 15. Linsen

Wenn man Linsen zu sich nimmt, dann kann man sich dadurch auch mit kleinen Portionen bereits satt machen. Zudem besitzen Linsen viele Proteine und senken den Cholesterinspiegel im Körper.

### 16. Mandeln

Mandeln sind sehr ballaststoffhaltig und sind kleine Vitamin-B-Bomben und unterstützen somit den Energiestoffwechsel auf leckere Weise. Snacken Sie ruhig jeden Tag etwa 60 g Mandeln, damit tun Sie sich und Ihrem Körper etwas Gutes!

### 17. Senf

Genauso wie beim Ingwer, kann man Senf für die Fettverbrennung nur empfehlen. Verantwortlich hierfür ist das im Senf enthaltene Isothiocyanat.

### 18. Tomate

Die Tomate besitzt Inhaltsstoffe, die wirklich gesund sind und auch schlank machen. Tomaten haben zudem den Vorteil, dass man sie nahezu immer kaufen und damit auch gezielt in den eigenen Ernährungsplan mit einbauen kann.

### 19. Wasser

Wasser ist für alle Vorgänge des Körpers wichtig, der immerhin auch zu einem großen Teil aus Wasser besteht. Wenn man viel Wasser zu sich nimmt, dann regt man damit auch bewusst den eigenen

Stoffwechsel an.

Gleichzeitig hilft das Wasser beim Ausscheiden der Giftstoffe. Um einen Vorteil durch Wasser zu erzielen, sollte man aber 2- 3 Liter am Tag trinken. Nimmt man das Wasser vor einer Mahlzeit zu sich, dann kann man damit auch ganz bewusst den Appetit zügeln.

### 20. Wildlachs

Lachs enthält im Allgemeinen die wichtigen Omega-3-Fettsäuren. Dies ist bei vielen Fischsorten der Fall, weshalb Fisch auch auf den Speiseplan gehören sollte. Diese sorgen dafür, dass unser Herz-Kreislauf-System unterstützt wird. Zudem wirken sie auch noch entzündungshemmend.

### 21. -Zimt

Zimt wird vor allem in der orientalischen Küche gerne eingesetzt. Dabei sorgt Zimt dafür, dass Insulin innerhalb des Körpers besser wirkt. Nur dadurch kann man überhaupt erzielen, dass die Fettverbrennung auch wirklich beginnt.

### 22. Die Zitrone

Nimmt man Zitronen zu sich, dann nimmt man auch das wertvolle Vitamin C zu sich. Zitronen können gut eingesetzt werden um Wasser Geschmack zu verleihen. Zudem regen sie den Stoffwechsel an, unterstützen die natürliche Fettverbrennung und machen den Körper basisch.

# Was ist eine Stoffwechseldiät?

Wer Abnehmen möchte, ist oftmals bereit auch neue Wege zu gehen. Einer davon ist die sogenannte Stoffwechseldiät. Diäten gibt es viele, doch die meisten besitzen den Nachteil, dass die Kilos zurückkommen, sobald man sich wieder normal zu ernähren beginnt. Die Stoffwechseldiät allerdings befasst sich ganz aktiv mit dem Metabolismus im menschlichen Körper.

Bei dieser Form der Diät werden vor allem die Lebensmittel mit in den Speiseplan integriert, welche die Fettverbrennung anregen sollen. Denn man hat schließlich das Diät Ziel vor Augen, das man abnehmen möchte. Zeitgleich ist die Diät so konzipiert, dass man den Blutzuckerspiegel konstant auf einem Level hält. Dies soll dabei helfen, dass man vor Heißhungerattacken geschützt wird. Bei der Stoffwechseldiät ist es erlaubt, dass man große Portionen von Gemüse, Obst, Fisch oder auch Fleisch zu sich nimmt.

Die Kohlenhydrate hingegen werden dabei nahezu weggelassen. Denn immerhin sorgen Kohlenhydrate für eine Insulinausschüttung, welche die Fettverbrennung hemmt. Bei der Stoffwechseldiät ist zudem auch Zucker oder gar Alkohol vollkommen verboten.

Um eine Stoffwechseldiät durchführen zu können, ist es zunächst erforderlich einen Gesundheitscheck der betroffenen Person zu machen. Hierdurch werden die idealen Voraussetzungen für den einzelnen Menschen festgelegt. Denn eine Stoffwechseldiät wird immer für den Menschen individuell festgelegt. Die Stoffwechseldiät soll kein vorübergehender Zustand sein, sondern sie stellt eine langfristige Ernährungsumstellung dar. Nachdem der Check durchgeführt wurde, werden die Lebensfaktoren des Betroffenen genauer betrachtet. Hierzu zählen dann das Gewicht, die Blutwerte und auch die Essgewohnheiten der einzelnen Personen. Nach der Auswertung der ganzen Daten wird dann ermittelt, welche Bedürfnisse der Mensch hat und welche körperlichen Voraussetzungen gegeben sind.

Anhand der ermittelten Daten wird dann ein individueller Ernährungsplan zusammengestellt, an dem man sich dann auch strikt halten muss. Der Plan selbst ist dabei auf zwei Wochen im Voraus festgelegt. Während des Zeitraumes der ersten Woche, sind alle Nahrungsmittel ganz genau vorgegeben. Naschen oder kleine Sünden sind absolut verboten. Während der zweiten Woche bekommt man dann die Gelegenheit, dass man dem Plan auch eigene Lebensmittel hinzufügen darf. Diese bekommt man aber auch vorgegeben um den Diäterfolg erzielen zu können. Man darf während der gesamten Zeit Wasser, ungesüßten Tee oder auch schwarzen Kaffee zu sich nehmen.

Man muss die Stoffwechseldiät als große Herausforderung betrachten. Denn immerhin darf man nur zu sich nehmen, was dem strengen Diätplan entspricht. Und das über mehrere Wochen hinweg, um den Stoffwechsel auch wirklich langfristig umstellen zu können. Es kann sich als hilfreich erweisen, wenn man bereits vor dem Beginn der Diät Vorbereitungen trifft. So kann es helfen, wenn man sich einen Tee oder ein teeähnliches Erzeugnis sucht, das einem wirklich schmeckt und als Alternative zu gesüßten Getränken dienen kann. Zudem erweist es sich immer als positiv, wenn man vor jeder Mahlzeit ein Glas Wasser trinkt um das Hungergefühl zu mäßigen. Ebenso werden bei der Stoffwechseldiät sportliche Aktivitäten empfohlen, um den Stoffwechsel zusätzlich anzuregen.

# Was versteht man unter einer Stoffwechselkur, auch HCG Kur genannt?

Eine andere Form, um den Stoffwechsel anzukurbeln, kann die Stoffwechselkur sein. Diese setzt sich auch langfristig gesehen zusammen. Angeblich soll einem die Stoffwechselkur ermöglichen, dass man in einem Zeitraum von 21 Tagen bis zu 12 Kilogramm abnehmen können soll. Es ist anzunehmen, dass dies dennoch von Fall zu Fall verschieden anzusehen ist. Denn realistisch gesehen werden viele Versprechen im Bereich der Diäten gegeben, die nicht immer halten, was man von ihnen erwartet hat.

Eigentlich klingt das Prinzip recht einfach. Wenn man sich in der eigentlichen Diätphase befindet, dann darf man nicht mehr als 500 Kilokalorien am Tag zu sich nehmen. Soweit zur Theorie. Gleichzeitig werden dem Körper in diesem Zeitraum aber Tropfen oder Globuli zugeführt, welche das Schwangerschaftshormon HCG enthalten. Dies soll den Fettstoffwechsel anregen. Ebenso muss man Vitalstoffe zu sich nehmen, um den Körper dennoch mit den wichtigsten Nährstoffen versorgen zu können.

Dabei untergliedert sich die Stoffwechselkur in unterschiedliche Teile:

<u>Teil 1- Die Schlemmertage, auch als Ladetage bekannt</u>

Als Schlemmertage bezeichnet man die ersten beiden Tage der Stoffwechselkur. An diesen beiden Tagen soll alles erlaubt sein. Das bedeutet man darf oder soll sogar alles essen, worauf man gerade Lust hat. Dies kann leckerere Torte, Pizza oder auch Pommes frites sein. Einfach alles ist gestattet. Hierdurch soll der Stoffwechsel so angeregt werden, dass er in den nächsten Wochen auf Hochtouren laufen kann. Gleichzeitig werden während dieser Tage bereits Globuli und Vitalstoffe zugeführt, Hierbei gehen die Meinungen auch ein wenig auseinander. Die empfohlene Tagesdosis der Globulis soll aber zwischen 6 bis 30 Kügelchen liegen, die man über den Tag verteilt zu sich nimmt. Diese legt man unter die Zunge und lässt sie zergehen. Anschließend soll über den Zeitraum von 30 Minuten nicht gegessen oder getrunken werden. Auch Zähneputzen ist nicht erlaubt.

<u>Teil 2- Die Abnehm- oder auch Diätphase</u>

Befindet man sich in dem zweiten Teil der Stoffwechselkur, dann nimmt dieser 21 Tage ein. An diesen Tagen sind jeweils nur 500 Kilokalorien pro Tag gestattet. Hierzu gibt es dann auch genaue Listen, in denen mitgeteilt wird, welche Lebensmittel erlaubt oder gar verboten sind.

Als erlaubte Lebensmittel findet man unter anderem vor:

- Tofu
- mageres Fleisch
- Fisch
- proteinreiche Lebensmittel


Verbotene Lebensmittel sind:

- -Alkohol
- -Milch
- -Zucker
- -Brot und Nudeln, oder andere kohlenhydratreiche Lebensmittel
- -Fette (wie sie in Öl und Butter enthalten sind)
- -einige Obst und Gemüsesorten

In diesem Teil der Stoffwechselkur steht der Gewichtsverlust im Vordergrund. Um die Fettdepots zu öffnen wird dabei das Schwangerschaftshormon eingesetzt. Die Vitamintabletten hingegen sollen dafür sorgen, dass Mangelerscheinungen vermieden werden können.


<u>Teil 3- Die Stabilisierung</u>


Sobald man sein Idealgewicht erreicht hat beginnt bei der Stoffwechselkur die Stabilisierungsphase. Denn wenn man sein Ziel erst einmal erreicht hat, dann möchte man sein Gewicht auch halten können. Während der ersten beiden Tage dieses Teiles bleibt man dabei und isst auch weiterhin die Lebensmittel, welche bereits in der Diätphase erlaubt worden sind. Dann werden dem Ernährungsplan allerdings auch Schritt für Schritt wieder andere Stoffe hinzugefügt. Dies können neue Lebensmittel sein oder auch Fett, wobei diese dann hochwertig sein müssen. Nun soll der Körper sich nicht mehr an den eigenen Depots bedienen, sondern die Nährstoffe auch wieder aus der zugeführten Nahrung beziehen. Weiterhin gilt aber ein Verzicht auf Alkohol, Zucker und auch Kohlenhydrate.

<u>Teil 4- Die Erhaltung</u>

Hat man es nun erreicht, dass sich das eigene Gewicht stabilisieren konnte, dann beginnt der letzte Teil der Stoffwechselkur. Dieser erstreckt sich über einen Zeitraum von drei- bis sogar sechs Monaten. Die sogenannte Erhaltungsphase dient dazu, dass man beginnt auch wieder andere Lebensmittel mit in den Speiseplan einzubauen. Man testet hierbei bewusst aus, ob man zunimmt oder nicht und welche Lebensmittel für einen selbst zur Gewichtszunahme führen werden. Dennoch sollte man auch weiterhin Vorsicht bei der Aufnahme von Kohlenhydraten walten lassen.

# Fazit

Um den eigenen Stoffwechsel nutzen zu können um erfolgreich abnehmen zu können, ist es oftmals nicht ausreichend, wenn man seine eigene Ernährung oder auch Lebensweise nur kurzfristig umstellt. Man sollte sich darauf einstellen, dass eine langfristige Umstellung notwendig sein kann, wenn man seine Erfolge die man erzielt hat auch halten können möchte. Denn ansonsten kann der gefürchtete Jojo-Effekt eintreten und alle erzielten Erfolge zu Nichte machen. Da der Mensch allerdings oftmals aus Gewohnheiten heraus handelt, ist auch eine langfristige Umstellung möglich. Man muss sich nur mit den wichtigsten Faktoren, der eigenen Ernährung und den eigenen Lebensgewohnheiten bewusst auseinander setzen, wenn man Erfolge erzielen und diese auch halten können möchte. Denn wenn man erst einmal die eigenen Lebensgewohnheiten näher betrachtet, dann kann man auch etwas daran ändern und einen Abnahmeerfolg erzielen. Hierzu kann man Tipps und Tricks nutzen, man kann gezielt die Lebensmittel einsetzen, welche den Stoffwechsel anregen oder es gar mit einer Stoffwechseldiät oder Stoffwechselkur versuchen. Man sollte allerdings realistisch sehen, dass man einen Erfolg nicht von einem Tag auf den anderen erzielen wird. Dafür wird schon ein gewisser Zeitraum benötigt.

# Gesunde Rezepte unter Berücksichtigung des Stoffwechsels

Denn gesundes Essen kann auch wahnsinnig lecker sein!

## Suppen

## Rinder-Nudel-Suppe

Für 4 Personen

Zutaten:

- 115 g Glasnudeln
- 6 getrocknete Shiitakepilze
- 700 ml Rindfleischbrühe
- 175 g mageres gekochtes Rindfleisch in Streifen geschnitten
- 1 EL Sojasoße
- einige Spritzer Chilisoße
- Salz
- schwarzer Pfeffer

Zubereitung:

1. Glasnudeln in kleine Stücke brechen und 20 Sekunden in einem großen Topf mit kochendem Salzwasser kochen. Unter kaltem Wasser abspülen und abtropfen lassen.
2. Die getrockneten Pilze in einem Topf mit kochendem Salzwasser kochen. Unter kaltem Wasser abspülen und ebenfalls abtropfen lassen.
3. Dann die Pilze in dünne Streifen schneiden. Rinderbrühe in einem Topf erhitzen, Pilze, Fleisch, Sojasoße und einige Spritzer Chilisoße hinzufügen, mit Salz und schwarzem Pfeffer abschmecken.
4. Die Suppe zum Kochen bringen, Temperatur herunterregeln und 15 Minuten unter gelegentlichem Rühren köcheln lassen.
5. Die Nudeln einrühren und erneut kurz erhitzen.

# Spinatcremesuppe

Für 2 Personen

Zutaten:

- 300 g Blattspinat
- 1 kleine Zwiebel
- 1 EL Butter
- schwarzer Pfeffer
- Salz
- 1 TL Muskatnuss
- 125 ml fettarme Milch
- 50 g saure Sahne

Zubereitung:

1. Den Blattspinat waschen, abtropfen lassen und schlechte Blätter aussortieren.
2. Die Zwiebel schälen und fein hacken. Die Butter im Topf erhitzen und die Zwiebel darin glasig anbraten. Den Spinat in den Topf geben, eventuell 1 bis 2 EL Wasser dazu geben. Schwarzen Pfeffer, Salz und Muskat hinzufügen und Spinat garen.
3. Die Milch in den Topf gießen und 5 Minuten bei geringer Hitze köcheln lassen. Den Spinat mit dem Pürierstab durchmixen, sodass die Suppe eine cremige Konsistenz erhält.

4.  Die saure Sahne unterrühren, noch einmal
    abschmecken und servieren.


# Bunter Linseneintopf

Für 2 Personen

Zutaten:

- 100 g getrocknete Linsen
- 150 g Kartoffeln
- 1 kleine Karotte
- 1 kleines Stück Sellerie
- 1 kleine Zwiebel
- 1 kleine Stange Lauch
- 50 g fettarmer roher Schinken
- 1 EL gehackte frische Petersilie
- 1 TL gehackter frischer Thymian
- 1 Zweig Liebstöckel
- 1 EL Essig
- etwas Zucker
- schwarzer Pfeffer
- Salz

Zubereitung:

1. Die Linsen über Nacht, aber mindestens 8 Stunden lang, in einem größeren Topf, gefüllt mit ungefähr 500 ml kaltem Wasser quellen lassen. Linsenwasser nach dem Einweichen nicht abgießen.
2. Die Kartoffeln schälen und in kleine Würfel schneiden. Die Karotte, Sellerie und Zwiebeln schälen, den Lauch säubern und in mundgerechte Stücke zerteilen.
3. Den Schinken in Streifen schneiden. Den Topf mit den Linsen auf den Herd stellen, aufkochen lassen und ungefähr 15 Minuten bei geringer Hitze köcheln lassen.
4. Die Kartoffeln, das Gemüse, die Petersilie, den Thymian und den Liebstöckel hinzufügen und ungefähr 20 bis 30 Minuten garen. Die Kartoffeln müssen weich sein.
5. Den Liebstöckel wieder entfernen, die Suppe mit Essig, etwas Zucker, schwarzem Pfeffer und Salz würzen und servieren.

# Kürbissuppe

Für 2 Personen

Zutaten:

- 300 g Kürbis
- 1 kleine Zwiebel
- 1 Knoblauchzehe
- 1 Tomate
- 1 EL Butter
- 400 ml Gemüsebrühe
- 2 EL Sahne
- schwarzer Pfeffer
- Salz
- 1 TL gehackte frische Petersilie
- 1 Messerspitze Chilipulver

Zubereitung:

1. Den Kürbis schälen, die Kerne entfernen und in kleine Stücke schneiden. Die Zwiebeln und den Knoblauch schälen und zerhacken.
2. Den Stängelansatz der Tomate entfernen, die Tomate kurz in kochendes Wasser halten und mit kaltem Wasser abschrecken. Anschließend die Tomate häuten und in kleine Stücke schneiden.
3. Die Butter in einem Topf erhitzen und die Zwiebeln darin glasig anbraten. Mit der

Gemüsebrühe ablöschen.
Den Kürbis, die Tomate und den Knoblauch
dazu geben und ungefähr 30 Minuten bei
geringer Hitze köcheln lassen.
4. Die Suppe mit einem Pürierstab gut
   durchmixen. Sahne, Salz, schwarzen Pfeffer,
   Petersilie und Chilipulver hinzufügen und
   nochmals kurz erhitzen, aber nicht zum Kochen
   bringen.

# Minestrone

Für 2 Personen

Zutaten:

- 75 g getrocknete weiße Bohnen
- 1 Gemüsezwiebel
- 1 Knoblauchzehe
- 1 TL Butter
- 750 ml Gemüsebrühe
- 2 Karotten
- 1 Stange Staudensellerie
- 300 g Weißkohl
- 2 Tomaten
- 60 g frische grüne Bohnen
- 50 g Suppennudeln
- 40 g tiefgekühlte grüne Erbsen
- schwarzer Pfeffer

- Salz
- 1 EL gehackte frische Petersilie

Zubereitung:

1. Die getrockneten weißen Bohnen über Nacht, aber mindestens 8 Stunden lang, in kaltem Wasser einweichen und quellen lassen.
2. Anschließend in ein Sieb geben und abtropfen lassen. Die Zwiebel schälen und den Knoblauch schälen. Die Zwiebel in größere Stücke schneiden, den Knoblauch in feine Stücke zerhacken.
3. Die Butter in einem größeren Topf erhitzen und zuerst die Zwiebel darin glasig anbraten, dann den Knoblauch hinzugeben und kurz anbraten, mit der Gemüsebrühe ablöschen.
4. Die Brühe zum Kochen bringen. In der Zwischenzeit die Karotten schälen, den Staudensellerie putzen und in kleine Stücke schneiden. Das Gemüse und die weißen Bohnen in die kochende Brühe geben. Bei geringer Hitze etwa 30 Minuten köcheln lassen.
5. Währenddessen den Weißkohl säubern und in dünne Streifen schneiden. Die Stängelansätze der Tomaten entfernen, die Tomaten kurz in heißes Wasser halten, mit kaltem Wasser abschrecken und häuten.
6. Danach in der Hälfte durchschneiden und entkernen, in kleine Stücke schneiden. Die grünen Bohnen putzen und halbieren. Weißkohl, grüne Bohnen und Tomaten zur

Suppe hinzufügen, bei geringer Hitze weitere
20 Minuten köcheln lassen.

7. Nudeln und Erbsen in die Suppe gegen und
   nochmals 10 Minuten vor sich hin kochen
   lassen.

8. Mit Salz und schwarzem Pfeffer abschmecken,
   Petersilie hinzugeben und servieren.

# Salate

## Bunter Salat mit Eiern

Für eine Person

- Zutaten:
- 1 Portion Salatgemüse nach Belieben, z. B. Blattsalat, Tomate, Gurke, Paprika, Radieschen o. ä.
- ½ Bund Dill
- 2 EL fettreduzierte Salatcreme
- 1 EL Tomatenketchup (zuckerreduzierte Variante)
- 2 EL Weißwein oder Wasser
- Salz
- Pfeffer
- 2 Eier
- 1 Stück Vollkornbaguette

Zubereitung:

1. Den Blattsalat putzen, waschen, trockenschütteln und in mundgerechte Stücke zerpflücken. Das Gemüse nach Wahl waschen und trocknen und dann in Scheiben, Achtel oder Stücke schneiden. Den Salat in einer Schüssel mischen.
2. Den Dill waschen, einen Zweig beiseite legen, den Rest mit den Stängeln hacken. Eine Soße

aus Salatcreme, Ketchup und Weißwein oder
Wasser rühren. Den Dill unterheben und mit
Salz und Pfeffer abschmecken.

3. Die Eier 6 Minuten in sprudelnd kochendem
   Wasser wachsweich kochen. Oder im
   Eierkocher die Wassermenge nach
   Gebrauchsanweisung dosieren. Die Eier
   anschließend unter kaltem Wasser
   abschrecken, pellen und abkühlen lassen.

4. Den Salat auf einem großen Teller anrichten.
   Die Soße darauf verteilen. Die Eier halbieren
   und darauf setzen. Mit dem Dillzweig garnieren
   und mit dem Stück Vollkornbaguette servieren.

# Warmer Bohnensalat

Für 4-6 Personen

Zutaten:

- 125 ml Sherryessig
- 6 EL Olivenöl
- 3 Knoblauchzehen
- 1 Lorbeerblatt
- ½ TL getrocknetes Basilikum, Oregano und Estragon
- ½ TL Salz
- schwarzer Pfeffer
- 225 g Schlangenbohnen aus der Dose, abgießen
- 225 g Kidneybohnen aus der Dose, abgießen
- 225 g Butterbohnen aus der Dose, abgießen
- 10 entsteinte schwarze Oliven
- 2 rote Zwiebeln, in Scheiben geschnitten
- 1 Bund Radieschen, in Scheiben geschnitten
- 2 eingelegt grüne Chilischoten, entkernt und in Scheiben geschnitten

Zum Garnieren ein paar Frische Kräuterzweige

Zubereitung:

1. In einem Topf 125 ml Wasser mit Essig und Öl vermengen.

2. 2 Knoblauchzehen, Lorbeerblatt, Basilikum, Oregano und Estragon hinzufügen, mit Salz und Pfeffer abschmecken. Zum Kochen bringen. Alle Bohnensorten in den Topf dazugeben und 10 Minuten unter gelegentlichem Rühren köcheln lassen.
3. Topf vom Herd nehmen und das Lorbeerblatt und die zwei Knoblauchzehen herausnehmen. Oliven und die letzte Knoblauchzehe in dünne Scheiben schneiden und mit den Zwiebeln, den Radieschen und den Chilis in die Bohnenmischung geben.
4. Gut vermischen und anschließend mit Salz und schwarzem Pfeffer abschmecken. Warm mit den Kräuterzweigen garniert servieren. Dazu passt ein leckeres Vollkornbrot.


## Blumenkohlsalat

Für 4 Personen

Zutaten:

- 1 EL Olivenöl
- 1 großer Blumenkohl, in Röschen zerteilt
- 1 große Gemüsezwiebel, in Scheiben geschnitten
- Saft einer ½ Zitrone
- 3 EL passierte Tomaten
- 115 g entkernte schwarze Oliven
- Salz

- schwarzer Pfeffer
- 2 EL frische gehackte Petersilie

Zubereitung:

1. Öl in einer großen Pfanne erhitzen und den Blumenkohl darin unter Rühren 2 Minuten zart andünsten. Blumenkohl aus der Pfanne nehmen. Zwiebel in die Pfanne geben und ebenfalls 2 Minuten andünsten.
2. Blumenkohl mit 150 ml Wasser und dem Zitronensaft in die Pfanne geben und zum Kochen bringen. Temperatur herunterdrehen und unter gelegentlichem Rühren garen. Falls nötig, Wasser nachgießen. Blumenkohl mit einer Schaumkelle aus der Pfanne heben. Passierte Tomaten in die Pfanne geben, aufkochen und einreduzieren lassen.
3. Oliven in die Tomatensoße geben und erhitzen, mit Salz und schwarzem Pfeffer abschmecken. Blumenkohl auf eine Servierplatte legen und Soße darübergießen. Abkühlen lassen und im Kühlschrank vor dem Servieren einige Zeit ruhen lassen. Mit der gehackten Petersilie bestreut servieren.

# Kartoffelsalat mit Thunfisch

Für zwei Personen

Zutaten:

- 150 g Kartoffeln
- 4 EL trockener Weißwein
- schwarzer Pfeffer
- Salz
- 2 Tomaten
- 1 grüne Paprika
- 2 Frühlingszwiebeln
- 1 Knoblauchzehe
- 1 EL Olivenöl
- 1 EL Essig
- 1 TL frischer gehackter Schnittlauch
- 50 g Thunfisch (im eigenen Saft) aus der Dose
- 1 EL frische gehackte Petersilie

Zubereitung:

1. Die Kartoffeln waschen, evtl. mit einer Bürste abschrubben und mit der Schale in Salzwasser ungefähr 20 Minuten kochen, sodass sie zwar gar, aber noch bissfest sind.
2. Kartoffelkochwasser abschütten, Kartoffeln unter kaltem Wasser abschrecken und schälen. Anschließend in Scheiben schneiden.
3. Den Weißwein zum Kochen bringen und über die Kartoffeln gießen. Schwarzen Pfeffer und

Salz über die Kartoffeln streuen. Kartoffeln abkühlen lassen.

4.  Bei den Tomaten die Stängelansätze entfernen, die Tomaten kurz in kochendes Wasser halten und häuten, dann in kleine Stücke schneiden. Die Paprika waschen und in schmale Streifen schneiden.

5.  Die Frühlingszwiebel säubern und in kleine Ringe schneiden. Die Knoblauchzehe schälen und zerdrücken. Olivenöl mit Essig, Schnittlauch, Frühlingszwiebeln, Knoblauch, Pfeffer und Salz vermischen.

6.  Tomaten und Paprika dazugeben und ebenfalls vermischen. Die Kartoffelscheiben vorsichtig darunter mischen, damit sie nicht zerbrechen. Die Kartoffeln müssen jedoch die Soße aufnehmen können. Salat vorsichtig auf einem großen Teller verteilen. Thunfisch abgießen und über den Salat bröseln, die gehackte Petersilie darüber streuen.

# Spinatsalat mit Schafskäse, Radieschen und Tomaten

Für 2 Personen

- 200 g Blattspinat
- 60 Champignons
- 1 Bund Radieschen
- 1 kleine rote Zwiebel
- 100 g Cocktailtomaten
- 40 g Schafskäse
- 6 EL Buttermilch
- 1 EL Sonnenblumenöl
- 1 EL Zitronensaft
- Salz
- schwarzer Pfeffer
- etwas Zucker

Zubereitung:

1. Den Blattspinat waschen, verwelkte Blätter aussortieren und abtropfen lassen.
2. Die Champignons und die Radieschen säubern und in dünne Scheiben schneiden. Die Zwiebel schälen und in feine Ringe schneiden.
3. Die Cocktailtomaten waschen und halbieren. Danach den Schafskäse würfeln.
4. Die Buttermilch mit Öl und Zitronensaft vermischen, mit Salz und schwarzem Pfeffer abschmecken, etwas Zucker hinzufügen.

Die Zutaten für den Salat, mit Ausnahme des
Schafskäses in eine Schüssel geben und das
Dressing hinzufügen.

5. Abschließen den Schafkäse über den Salat
   streuen.

# Frühstück

## Ei, Kressebrot und Obstsalat

Für eine Person

Zutaten:

- 1 Ei
- 1 Scheibe Vollkornbrot
- 1 TL Butter oder Margarine
- ½ Beet Kresse
- Salz
- 1 Orange
- ½ Zitrone
- 1 EL Honig
- 1 Banane

Zubereitung:

1. Das Ei wachsweich kochen, entweder 6 Minuten lang in kochendem Wasser im Topf oder nach Anweisung im Eierkocher.
2. Das Vollkornbrot mir Butter oder Margarine bestreichen. Die Kresse vom Beet schneiden und auf dem Brot verteilen. Das Brot zweimal diagonal durchschneiden und auf einen Teller legen.

3. Das Ei in einem Eierbecher dazustellen.
   Während des Essens kann das Ei gesalzen
   werden. ½ Orange und Zitrone auspressen und
   den Saft in einem Schälchen mit dem Honig
   verrühren. Die andere Hälfte der Orange und
   die Banane schälen, klein schneiden und
   dazugeben.

# Vollkornbrot mir Quark und Gurke

Für 2 Personen

Zutaten:

- 40 g Magerquark
- 2 EL fettarme Milch
- etwas schwarzer Pfeffer
- Salz
- 100 g Salatgurke
- 1 TL Margarine oder Butter
- 4 Scheiben Roggenvollkornbrot
- etwas frische gehackte Petersilie oder
  Schnittlauch

Zubereitung:

1. Den Quark und die Milch miteinander
   verrühren, Pfeffer und Salz nach Belieben
   hinzugeben.
2. Die Salatgurke schälen und in dünne Scheiben
   schneiden oder raspeln. Die Butter oder die
   Margarine auf das Brot streichen und
   anschließen den Quark auf den Brotscheiben
   verteilen.
3. Mit den Salatgurkenscheibchen belegen. Mit
   Schnittlauch oder Petersilie belegen.

## Leckeres Früchtemüsli

Für 2 Personen

- Zutaten:
- 1 Banane
- 1 großer Apfel
- 1 Birne
- 1 Kiwi
- 20 g getrocknete Rosinen
- 60 g Vollkornhaferflocken
- 50 ml fettarme Milch
- 1 TL Honig
- 100 g fettarmer Joghurt

Zubereitung:

1. Den Apfel, die Birne und die Kiwi schälen. Alle Früchte in kleine Stückchen schneiden und in eine Schüssel geben.
2. Die Rosinen und die Haferflocken darüberstreuen. Die Milch und den Honig unter den Joghurt rühren.
3. Die Früchte und die Haferflocken mit dem Joghurt vermischen.

# Kräuterrührei auf Sonnenblumenbrot

Für 1 Person

Zutaten:

- ½ rote Paprikaschote
- ½ Bund Schnittlauch
- 2 Eier
- 2 EL fettarme Milch
- Salz
- Pfeffer
- 1 TL Weizenkeimöl
- 1 Scheibe Sonnenblumenbrot

Zubereitung:

1. Die Paprikaschoten gewaschen entkernen und
   würfeln. Schnittlauch in Röllchen schneiden. 1
   EL Schnittlauchröllchen beiseite stellen.
2. Die Eier und die Milch ordentlich miteinander
   verquirlen. Paprikawürfel und Schnittlauch
   unter die Eiermasse geben. Salzen und
   Pfeffern.
3. Das Ei in einer erhitzen Pfanne im Öl unter
   Rühren stocken lassen. Das fertige Rührei auf
   dem Sonnenblumenbrot verteilen und mit
   Schnittlauchröllchen garnieren.

# Quarkspeise mit Erdbeeren

Für 1 Person

Zutaten:

- 150 g Erdbeeren
- 1 EL Zucker oder Honig
- 5 EL Magerquark
- 1 EL Crème fraîche
- 4 EL Müsli

Zubereitung:

1. Die Erdbeeren waschen und abtropfen lassen.
   Die Stielansätze abzupfen. Die Erdbeeren

halbieren und in einem tiefen Teller mit Zucker
(oder mit dem Honig süßen) bestreuen.

2. Den Quark mit der Crème fraîche verrühren
   und auf den Erdbeeren verteilen.

3. Mit dem Müsli bestreuen.

# Hauptgerichte

## Bunte Gemüsepfanne

Für 2 Personen

Zutaten:

- 100 g Aubergine
- 200 g Zucchini
- 1 rote Paprikaschote
- 100 g Maiskölbchen
- 100 g Champignons
- 2 mittelgroße Zwiebeln
- 1 Knoblauchzehe
- schwarzer Pfeffer
- Salz
- 1 EL Sonnenblumenöl
- 2 EL gehackte frische Kräuter: Thymian, Rosmarin, Basilikum

Zubereitung:

1. Das Gemüse waschen, putzen und in mundgerechte Stücke schneiden. Die Zwiebel und die Knoblauchzehe schälen und fein hacken.
2. Den Backofen auf 200°C vorheizen. Das Gemüse sowie die Zwiebel- und

Knoblauchstückchen in eine Auflaufform geben,
schwarzer Pfeffer und Salz hinzufügen und das
Öl darübergießen. Alles gut vermischen.

3. Die Auflaufform in den Ofen schieben und das
   Gemüse etwa 30 Minuten lang garen lassen.
   Darauf achten, dass das Gemüse nicht
   anbrennt, zwischendurch wenden.

4. Nach Ablauf der Garzeit die Auflaufform aus
   dem Ofen nehmen und mit den gehackten
   Kräutern bestreuen. Die Gemüsepfanne warm
   servieren.

## Lammragout mit Okraschoten

Für 4 bis 6 Personen

Zutaten:

- 1,5 kg magere Lammkeule
- 4 Fleischtomaten
- 1 EL Olivenöl
- 2 Zwiebeln, in Streifen geschnitten
- 1 Bund frische gehackte Petersilie
- 700 ml Fleischbrühe
- 250 g Okraschoten, geputzt
- Salz
- schwarzer Pfeffer
- frische Kräuterzweige zum Garnieren

Zubereitung:

1. Lammfleisch in 4 cm dicke Stücke schneiden.
   Tomaten in 8 Spalten schneiden, Strünke
   entfernen. Öl in einer Kasserolle erhitzen und
   das Lammfleisch von allen Seiten goldbraun
   anbraten.
2. Zwiebeln und Tomaten hinzufügen und weitere
   10 Minuten bei gelegentlichem Umrühren
   braten. Petersilie in den Topf streuen und die
   Brühe hinzufügen. Aufkochen lassen,
   Temperatur herunterreduzieren und abgedeckt
   1 -1 ½ Stunden unter gelegentlichem Umrühren
   garen.
3. Okraschoten und Knoblauch hinzufügen, gut
   vermischen und weitere 10 – 15 Minuten garen.
   Mit Salz und schwarzem Pfeffer abschmecken
   und mit den frischen Kräutern garniert
   servieren.

# Hähnchenfleisch mit Zuckerschoten

Für 1 Person

Zutaten:

- 1 Hähnchenbrustfilet
- 2 EL Sojasoße
- 1 EL Sherry
- 1 EL Speisestärke
- ½ Tasse Naturreis
- Salz
- 150 g Zuckerschoten
- 1 EL Pflanzenöl
- 1 EL Tomatenmark aus der Tube
- ½ TL Zucker

Zubereitung:

1. Das Hähnchenbrustfilet abspülen und mit Küchenpapier trocken tupfen. Das Fleisch würfeln. Eine Marinade aus Sojasoße, 2 EL Wasser, Sherry und Speisestärke rühren. Die Hähnchenwürfel darin wenden und eine Stunde darin ziehen lassen.
2. Nach 1 Stunde den Reis nach Packungsanleitung kochen. Die Zuckerschoten putzen, waschen und in der Mitte schräg durchschneiden.

3.  Einen Wok oder eine beschichtete Pfanne
    erhitzen. Das Öl darin heiß werden lassen. Das
    Fleisch aus der Marinade nehmen und gut
    abtropfen lassen. In die Pfanne geben,
    rundherum anbraten und herausnehmen. 2 EL
    Marinade mit ½ Tasse Wasser, Tomatenmark,
    Salz und Zucker verrühren.
4.  Die Soße in die Pfanne geben und unter
    Rühren einmal aufkochen lassen. Die
    Zuckerschoten hinzufügen und zugedeckt 2
    Minuten bei schwacher Hitze knackig garen.
    Dann die Hähnchenwürfel wieder dazugeben
    und kurz in dem Gemüse warm werden lassen.
5.  Den gekochten Reis und das Hähnchenfleisch
    mit Soße auf einem Teller anrichten.

# Blumenkohl-Champignon-Frikadellen

Für 2 Personen

Zutaten:

- 300 g Blumenkohl
- 150 g Champignons
- schwarzer Pfeffer
- Salz
- 1 EL gehackte Kräuter: Petersilie, Schnittlauch, Kerbel)
- 2 frische Eier
- 3 EL Semmelbrösel
- 1 EL Sonnenblumenöl

Zubereitung:

1. Den Blumenkohl in wenig Wasser garen, herausnehmen und abkühlen lassen.
2. Währenddessen die Champignons säubern, fein zerhacken und in 2 EL Wasser leicht andünsten. Den abgekühlten Blumenkohl mit einem Löffel zerdrücken und mit den Champignons, dem schwarzen Pfeffer, Salz und den Kräutern zu einer Masse verrühren.
3. Die Eier aufschlagen und mit den Semmelbröseln hinzufügen und zu einem Teig

vermischen. Aus dem Teig dünne Fladen
formen und zunächst auf einen Teller legen.

4. Das Öl in einer Pfanne erhitzen und die
   Blumenkohl-Champignons-Frikadellen von
   beiden Seiten goldbraun braten.

# Gefüllte Tomaten mit Schafskäse und Kräutern

Für 2 Personen

Zutaten:

- 6 mittelgroße Tomaten
- 100 g Schafskäse
- 1 Knoblauchzehe
- schwarzer Pfeffer
- 2 EL gehackte Kräuter: Basilikum, Rosmarin, Thymian

Zubereitung:

1. Die Tomaten säubern und köpfen, sodass sie
   aus zwei Teilen – einem größeren Körper und
   einem kleineren Deckel – bestehen. Die
   Tomaten mit einem Teelöffel vorsichtig
   aushöhlen, das Fruchtfleisch auf einen Teller
   geben.

2. Den Backofen auf 180°C vorheizen. Den
   Schafskäse leicht mit den Fingern zerbröseln
   und mit dem Tomatenfruchtfleisch vermischen,
   sodass eine festere Masse entsteht. Die
   Knoblauchzehe schälen und zerdrücken, mit
   den Kräutern und dem schwarzen Pfeffer zur
   Schafskäse-Tomaten-Füllung geben.
3. Alles noch einmal gut vermengen. Diese
   Mischung vorsichtig in die ausgehöhlten
   Tomaten füllen und das Oberteil wieder zurück
   auf die Tomaten legen.
4. Die Tomaten in eine Auflaufform stellen und in
   den Backofen schieben, Etwa 20-25 Minuten
   garen lassen.

## Seelachsfilet mit Kressesoße

Für 2 Personen

Zutaten:

- 1 Zitrone
- 400g Seelachsfilet
- schwarzer Pfeffer
- Salz
- 1 EL gehackte Kräuter: Dill, Schnittlauch, Petersilie
- 50 g Brunnenkresse
- 1 Zwiebel
- 1 Knoblauchzehe
- 100 ml Gemüsebrühe
- 1 TL Margarine oder Butter

- 1 TL Weizenmehl
- 100 ml fettarme Milch
- 50 g Emmentaler

Zubereitung:

1. Backofen auf 200°C vorheizen. Die Zitrone auspressen. Die Seelachsfilets auf Alufolie legen. Zitronensaft, schwarzer Pfeffer und Salz sowie die Kräuter darüber geben und die Alufolie verschließen.
2. Die Alufolienpäckchen mit dem Fisch in den vorgeheizten Backofen geben und 20 Minuten lang garen. Die Kresse waschen und zerhacken, die Zwiebel und die Knoblauchzehe schälen bzw. zerdrücken und ebenfalls zerkleinern.
3. Kresse, Zwiebel und Knoblauch in einen Topf geben und mit der Gemüsebrühe aufgießen. 10 Minuten lang bei geringer Hitze köcheln lassen. Anschließend mit einem Pürierstab durchmixen. Die Margarine oder die Butter mit dem Mehl verrühren, in einen Topf geben und erhitzen.
4. Die Milch hinzugeben und so lange umrühren, bis die Soße eingedickt ist. Nun die Kresse mit der Gemüsebrühe, der Zwiebel und dem Knoblauch hinzufügen.
5. Mit Pfeffer und Salz abschmecken und 3 Minuten kochen lassen. Den Emmentaler in die

Soße geben und umrühren. Die Seelachsfilets
aus der Alufolie holen und auf Teller legen.
6. Die Soße über die Seelachsfilets gießen.

## Rindfleisch auf chinesische Art

Für 2 Personen

Zutaten:

- 200 g Rumpsteak
- 1 EL Sojasoße
- 100 g Brokkoli
- 1 Knoblauchzehe
- 1 Bund Frühlingszwiebeln
- 1 Karotte
- 100 g Champignons
- 1 kleines Stück Ingwer
- 1 EL Sonnenblumenöl
- schwarzer Pfeffer
- Salz
- 1 TL Currypulver

Zubereitung:

1. Das Fleisch in dünne Streifen schneiden und
   etwa 10 Minuten lang in einer Schüssel in der
   Sojasoße einlegen.
2. Den Brokkoli säubern und in kleine Röschen
   abzupfen. Die Knoblauchzehe schälen und

zerdrücken. Die Frühlingszwiebeln säubern und in kleine Ringe schneiden.

3. Die Karotte schälen und in schmale, kurze Streifen schneiden. Die Pilze ebenfalls säubern und in dünne Scheiben schneiden. Die Ingwerwurzel schälen und in feine Stücke hacken. Die Hälfte des Pflanzenöls in eine Pfanne geben und die Hälfte des Knoblauchs ganz kurz darin anbraten, sonst verbrennt er.

4. Gemüse und Pilze hinzugeben und unter Rühren leicht andünsten, sodass alles noch bissfest ist. Anschließend das Gemüse aus der Pfanne heben. Zum Fleisch schwarzen Pfeffer und Salz hinzugeben. Den Rest des Öls in die Pfanne gießen und erhitzen.

5. Das Fleisch darin scharf anbraten. Den restlichen Knoblauch und das Currypulver hinzufügen. Das bissfeste Gemüse in die Pfanne zu dem Fleisch geben und unter ständigem Rühren nochmals 2 bis 3 Minuten erhitzen.

# Lammcurry mit grünen Bohnen

Für 2 Personen

Zutaten:

- 250 g Lammfleisch (am besten Muskelfleisch)
- 1 TL Margarine oder Butter
- 1 Zwiebel
- schwarzer Pfeffer
- Salz
- 1 TL Currypulver
- 1 Messerspitze Ingwerpulver
- 300 g frische grüne Bohnen
- 20 ml Kaffeesahne (fettreduzierte Sorte wählen)
- 1 EL Speisestärke
- 40 g saure Sahne
- Bohnenkraut

Zubereitung:

1. Für das Lammcurry das Lammfleisch waschen, trocken tupfen und in 1 bis 2 cm große Stücke schneiden. Die Margarine oder die Butter in einem Topf erhitzen und das Fleisch darin abraten.
2. Die Zwiebel schälen, fein zerhacken und zum Fleisch geben, rasch mit anbraten. Schwarzer Pfeffer, Salz, Curry und Ingwer hinzugeben und

200 ml Wasser hinzufügen. Im geschlossenen
Topf 1 Stunde lang schmoren lassen.

3. In der Zwischenzeit die Bohnen säubern. Etwa
10 Minuten bevor das Fleisch gar ist die
Bohnen in kochendes Salzwasser geben und
garen. In das Lammcurry die Sahne einrühren
und die Soße mit der Speisestärke andicken.
Eventuell noch einmal abschmecken.

4. Die Bohnen aus dem Salzwasser nehmen, die
saure Sahne in einen Topf geben. Bohnenkraut
und Gewürze hinzufügen und kurz erhitzen.

5. Die Soße über die Bohnen geben und mit dem
Fleisch servieren.

# Spaghetti mit Gemüse-Tomaten-Soße

Für 2 Personen

Zutaten:

- 1 Karotte
- 1 Stange Staudensellerie
- 1 Stange Lauch
- 1 kleine Zwiebel
- 6 Tomaten
- 250 g Vollkornspaghetti
- 1 EL Olivenöl
- 100 ml Tomatensaft
- 1 EL Tomatenmark aus der Tube
- 1 TL gehackter Oregano
- 1 TL Zucker
- schwarzer Pfeffer
- Salz
- 1 Messerspitze Muskat
- 1 TL gehackter Thymian
- 2 EL geriebener Parmesan

Zubereitung:

1. Die Karotten schälen, den Staudensellerie und den Lauch putzen und in kleine Stücke schneiden.

2. Die Zwiebel schälen und zerhacken. Die Stängelansätze der Tomaten entfernen.

3. Die Tomaten 10 Sekunden lang in kochendes Wasser halten und dann mit kaltem Wasser abschrecken, dann die Haut abziehen. Die Tomaten halbieren, Kerne entfernen und die Tomaten in kleine Stücke schneiden. 2 bis 3 Liter Salzwasser zum Kochen bringen, Vollkornspaghetti hineingeben und nach Packungsanweisung leicht bissfest kochen lassen.

4. Das Öl in einen Topf geben und erhitzen. Das Gemüse – mit Ausnahme der Tomaten – dazu geben und andünsten. Tomatensaft, Tomatenmark, Oregano, Zucker, schwarzer Pfeffer, Salz und Muskat hinzufügen und bei geringer Hitze unter häufigem Rühren köcheln lassen bis das Gemüse gar ist.

5. Die Spaghetti durch ein Sieb abschütten und kurz mit heißem Wasser abspülen und abtropfen lassen. Die Soße über die Spaghetti geben und die Tomaten unter die Nudeln mengen. Den Thymian und den Parmesan über die Spaghetti streuen.

# Vollkornnudeln mit Hühnerfleischstreifen und Orangensoße

Für 2 Personen

Zutaten:

- 1 Hühnerbrustfilet (ca. 200g)
- schwarzer Pfeffer
- Salz
- 1 EL Öl
- 1 mittelgroße Zwiebel
- 100 g Champignons
- 2 Orangen
- 50 g saure Sahne
- 200 g Vollkornnudeln
- 10 g Walnüsse

Zubereitung:

1. Das Hühnerbrustfilet waschen, mit Küchentüchern trocken tupfen und in dünne Streifen schneiden. Mit etwas Salz und Pfeffer würzen.
2. Das Öl in einer Pfanne erhitzen und das Hühnerfleisch darin scharf anbraten. Anschließend das Fleisch aus der Pfanne nehmen.

3. Die Zwiebel schälen und fein zerhacken. Die
   Champignons säubern und in dünne Streifen
   schneiden. Die Zwiebel im verbliebenen Öl in
   der Pfanne glasig anbraten. Die Champignons
   und 3 EL Wasser hinzugeben, mit etwas Salz
   und Pfeffer würzen und leicht andünsten.
4. Eine Orange auspressen und die andere
   schälen. Soweit wie es geht von den weißen
   Fädchen befreien, in kleine Stücke zerteilen.
   Die Orangenstücke und den Orangensaft zu
   den Champignons und den Zwiebeln in die
   Pfanne geben und leicht einkochen lassen.
5. Die Vollkornnudeln nach Packungsanweisung
   kochen, abschütten und unter heißem Wasser
   kurz abspülen und abtropfen lassen. Die
   Walnüsse zerhacken, die Nudeln auf Teller
   geben, die Soße darüber geben und die
   Walnüsse darauf streuen.

# Desserts und Gebäck

## Gebackene Äpfel

Für 2 Personen

Zutaten:

- 2 große Äpfel, am besten die Sorte Cox Orange
- 1 EL Kirschkonfitüre
- 1 EL Zitronensaft
- 1 EL Honig
- 1 EL fettarme Milch
- 1 EL gehackte Mandeln
- 1 Messerspitze Zimt
- 200 ml Apfelsaft

Zubereitung:

1. Die Äpfel waschen. Das Kerngehäuse vorsichtig mit einem großen Messer von oben herausschneiden, sodass die Äpfel nur oben eine Öffnung haben.
2. Die Kirschkonfitüre in mit dem Zitronensaft, dem Honig und der fettarmen Milch verrühren. Die Mandeln und den Zimt hinzugeben und gut vermischen.
3. Diese Mischung in die Äpfel füllen. Den Backofen auf 200°C vorheizen.

4. Den Apfelsaft in eine Auflaufform gießen, die
   Äpfel hineinstellen und 25 bis 30 Minuten
   backen.


# Joghurt-Kirsch-Eis

Für 2 Personen

Zutaten:

- 150 g Kirschen, evtl. auf Tiefkühlware
  zurückgreifen
- 1 EL Zitronensaft
- 100 g fettarmer Joghurt
- 2 EL Fruchtzucker
- 2 EL Magerquark

Zubereitung:

1. Die Kirschen waschen und entsteinen. Oder die
   tiefgekühlten Kirschen vor der Zubereitung
   auftauen. Die Kirsch in einen Rührbecher
   geben, Zitronensaft hinzugießen und mit dem
   Pürierstab pürieren.
2. Durch ein Sieb abseihen und das Püree
   auffangen. Den Joghurt mit dem Zucker
   vermischen.

3. Das Kirschpüree vorsichtig unterrühren. Den
   Quark glatt rühren, zu der Kirsch-Joghurt-
   Mischung geben und vorsichtig darunter heben.
4. Die Mischung in ein Plastik- oder Stahlgefäß
   geben und in das Tiefkühlfach stellen. Wenn
   das Eis gefroren ist, servieren.


# Erdbeer-Joghurt-Eis

Für 4 Personen

Zutaten:

- 225 g frische Erdbeeren
- 300g magerer Naturjoghurt
- 2 TL Gelatinepulver
- 1 Eiweiß
- etwas Zucker oder Honig nach Belieben
- einige frische Erdbeeren zum Dekorieren

Zubereitung:

1. Erdbeeren putzen und grob hacken. Früchte
   mit dem Joghurt mit dem Pürierstab glattrühren.
2. Gelatine in einen Topf mit 2 EL kochendem
   Wasser geben und den Topf in ein heißes
   Wasserbad stellen. Gelatine ohne zu Rühren
   auflösen lassen, bis die Flüssigkeit klar ist.

3. Fruchtjoghurt mit der Gelatine verrühren. In einen Gefrierbehälter geben und in das Gefrierfach stellen, bis die Ränder einzufrieren beginnen.

4. Die Mischung aus dem Gefrierfach holen und in eine gekühlte Schüssel geben. Mit dem Pürierstab die Masse noch einmal glattrühren. Wieder ins Gefrierfach stellen.

5. Wenn die Ränder wieder beginnen einzufrieren, erneut herausholen.

6. Das Eiweiß in einer Schüssel steif schlagen. Das steife Eiweiß vorsichtig unter das Joghurteis ziehen. Falls gewünscht, das Eis mit Zucker oder Honig süßen, danach das Eis wieder in das Gefrierfach geben, bis die Gelatine sich ganz gesetzt hat.

7. Mit den frischen Erdbeeren garniert servieren.

# Brombeerschaum

Für 4 Personen

Zutaten:

- 450 g frische Brombeeren
- 300 g magerer Naturjoghurt
- 2 Eiweiß
- Zucker oder Honig nach Belieben
- frische Brombeeren zum Garnieren

Zubereitung:

1. Brombeeren gründlich waschen, in einen Topf geben und zugedeckt bei schwacher Hitze 5 bis 10 Minuten unter gelegentlichem Rühren erhitzen.
2. Die Beeren vom Herd nehmen und leicht abkühlen lassen. Die Beere anschließend durch ein Sieb streichen, um die Kerne zu entfernen. Joghurt in einer großen Schüssel mit der Beerenmousse verrühren.
3. Die beiden Eiweiße in einer weiteren Schüssel steif schlagen, danach vorsichtig die steifen Eiweiße unter den Joghurt heben.
4. Nach Geschmack mit etwas Zucker oder Honig süßen. Den Brombeerschaum bis zum Servieren kühl stellen.

# Grießflammerie mit Heidelbeersoße

Für 2 Personen

Zutaten:

- 1 Vanilleschote
- 250 ml fettarme Milch
- 1 EL Zitronensaft
- 1 EL Honig
- 2 EL Weizengrieß
- 100 g tiefgekühlte Heidelbeeren

Zubereitung:

1. Die Vanilleschote längs aufritzen, das Vanillemark herauskratzen und in einen Topf geben.
2. Milch, Zitronensaft und Honig dazugeben und unter ständigem Rühren aufkochen lassen. Den Weizengrieß hinzufügen und unter Rühren aufkochen lassen.
3. Den Topf vom Herd nehmen und 3 Minuten stehen lassen. Die Heidelbeeren mit dem Mixer pürieren, durch ein Sieb geben und das Püree auffangen.

4.  Den Grieß in zwei Schälchen geben, das
    Heidelbeerpüree darüber verteilen.

# Snacks

## Thunfisch-Sandwich

Für 1 Person

Zutaten:

- 1 kleine Dose Thunfisch (65 g) in eigenem Saft
- 1 Stange Staudensellerie
- Salatblätter
- 2 EL fettarme Salatcreme
- einige Spritzer Zitronensaft
- Salz
- Pfeffer
- 2 Scheiben Vollkornbrot

Zubereitung:

1. Den Thunfisch gut abtropfen lassen und mit einer Gabel zerpflücken. Staudensellerie waschen und fein würfeln.
2. Die Salatblätter waschen und trockenschütteln. Thunfisch, Selleriewürfel, 1 EL Salatcreme, Zitronensaft, Salz und Pfeffer vermischen.
3. Die beiden Brote mit der restlichen Salatcreme bestreichen und mit den Salatblättern belegen.
4. Den Thunfischsalat darauf häufen.

# Bananen-Schoko-Drink

Für 1 Person

Zutaten:

- 1 Banane
- 100 g fettarmer Joghurt
- 100 ml fettarme Schokomilch

Zubereitung:

1. Die Banane ganz einfach geschält und etwas klein geschnitten mit dem Joghurt und der Schokomilch in ein hohes Gefäß geben und mit dem Pürierstab gut durchmischen.
2. Anschließend in ein hübsches Glas umfüllen und genießen.

# Roastbeefhäppchen

Für eine Person

Zutaten:

- 1 Orange
- 1 EL fettarmer Joghurt
- 1 TL Sahnemeerrettich
- Salz
- Pfeffer
- einige Blätter Endiviensalat
- ½ Bund Schnittlauch
- 4 Scheiben Schwarzbrot
- 2 Scheiben Roastbeef

Zubereitung:

1. Orange schälen und filetieren.
2. Den Joghurt mit dem Meerrettich verrühren, mit Salz und Pfeffer würzen. Den Salat waschen, trockenschütteln und klein zupfen.
3. Den Schnittlauch in Röllchen schneiden. 2 Scheiben Brot mit dem Joghurt bestreichen.
4. Mit Salat, Roastbeef und Orange belegen. Pfeffern, mit Schnittlauch bestreuen und mit den anderen beiden Brotscheiben abdecken.
5. In mundgerechte Stücke schneiden.

# Zucchiniröllchen mit Ziegenkäse

Für 1 Person

Zutaten:

- 1 kleine Zucchini
- Saft und etwas abgeriebene Schale von ½ unbehandelten Zitrone
- 1 TL frischer gehackter Thymian
- 1 TL Akazienhonig
- 2 schwarze Oliven ohne Stein
- 20 g Ziegenfrischkäse
- schwarzer Pfeffer
- Holzspießchen
- evtl. zwei Scheiben Knäckebrot

Zubereitung:

1. Zucchini waschen und mit einem scharfen Messer der Länge nach in Scheiben schneiden. In einer Pfanne ohne Fett von jeder Seite kurz anbräunen.
2. Frisch gepressten Zitronensaft und abgeriebene Zitronenschale, Thymianblättchen und Akazienhonig gründlich miteinander verrühren, über die Zucchini träufeln.
3. Oliven fein hacken, mit zerdrücktem Ziegenfrischkäse mischen und mit schwarzem Pfeffer würzen.

4. Die Füllung auf den Zucchinischeiben verteilen,
   dann vorsichtig aufrollen und mit
   Holzspießchen feststecken.
5. Das Knäckebrot kann dazu gegessen werden.

# Tomatenquark mit Taco-Chips

Für 1 Person

Zutaten:

- 100 g Magerquark
- 2 TL Ajwar
- 1 Tomate
- 1 Handvoll Taco-Chips

Zubereitung:

1. Den Quark mit Ajwar vermischen, die Tomate
   fein würfeln und unterheben.
2. Die Taco-Chips hinein dippen.

# *Haftungsausschluss*

„Die Verwendung der Informationen in diesem Buch und die Umsetzung derselben erfolgt ausdrücklich auf eigenes Risiko. Der Autor kann für etwaige Unfälle und Schäden jeder Art, die sich bei der Zubereitung der Speisen ergeben, aus keinerlei Rechtsgrund die Haftung übernehmen. Haftungsansprüche gegen den Autor für Schäden jeglicher Art, die durch die Nutzung der Informationen in diesem Buch, bzw. durch die Nutzung fehlerhafter und/ oder unvollständiger Informationen verursacht wurden, sind ausgeschlossen. Folglich sind auch Rechts- und Schadenersatzansprüche ausgeschlossen. Der Inhalt dieses Werkes wurde mit größter Sorgfalt erstellt und überprüft. Der Autor übernimmt keine Gewähr und Haftung für die Aktualität, Korrektheit, Vollständigkeit und Qualität der bereitgestellten Informationen. Druckfehler können nicht vollständig ausgeschlossen werden. Weiterhin beruht der Inhalt dieses Werkes auf persönlichen Erfahrungen und Meinungen des Autors. Der Inhalt darf nicht mit medizinischer Hilfe verwechselt werden."